목차

타자기	 2	양은 도시락	 14
전화기	 3	전자오락기	 15
텔레비전	 4	통기타	 16
축음기	 5	스탠드	 17
사진기	 6	아코디언	 18
재봉틀	 7	공중전화기	 19
롤러스케이트	 8	턴테이블	 20
카세트테이프	 9	우표	 21
라디오	 10	영사기	 22
뻐꾸기시계	 11	자명종	 23
석유램프	 12	책가방	 24
거울	 13		

글자를 찍는 기계, 타자기

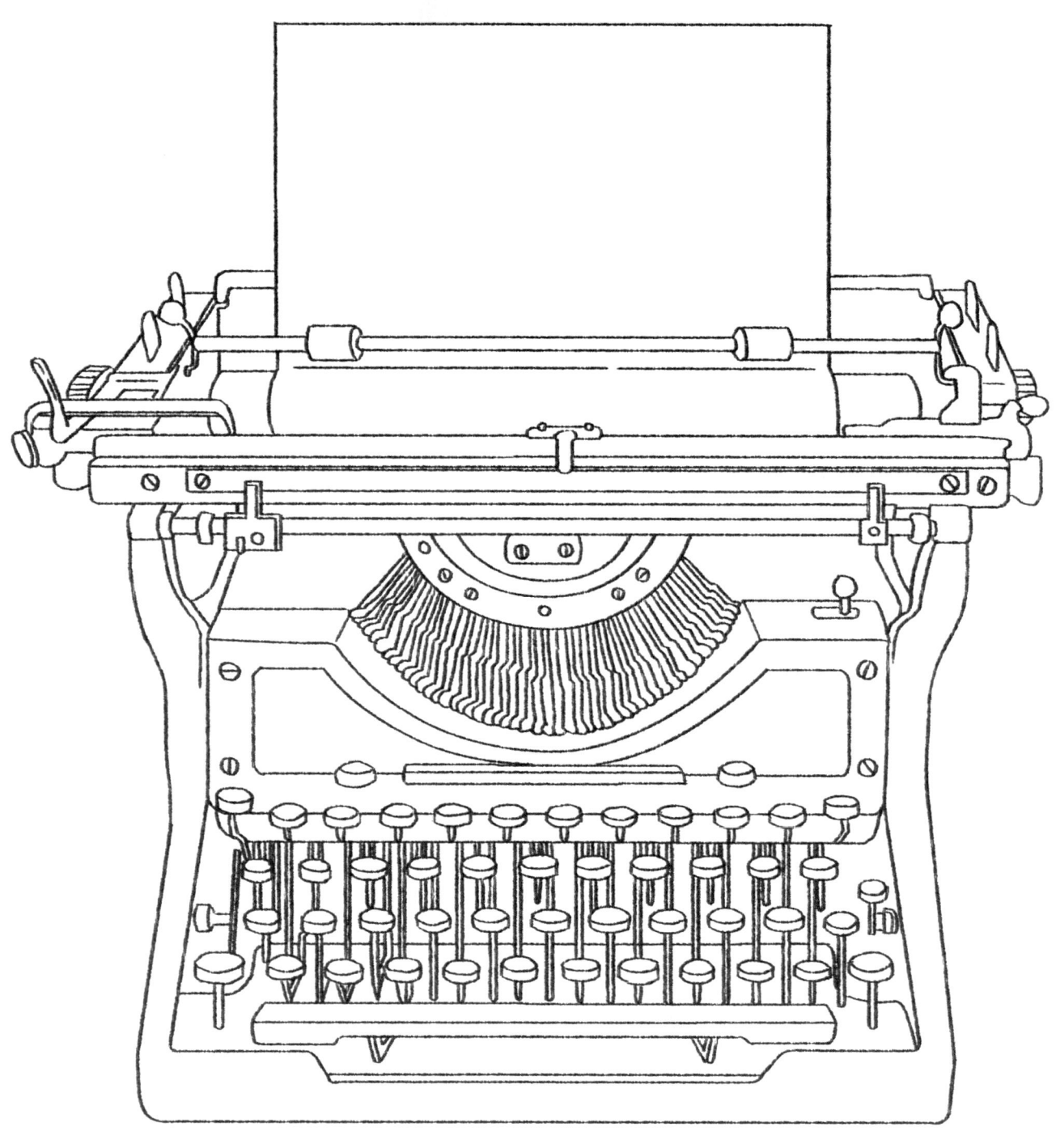

누군가에게 편지를 전해본 적이 있나요?

통화를 할 수 있는 전화기

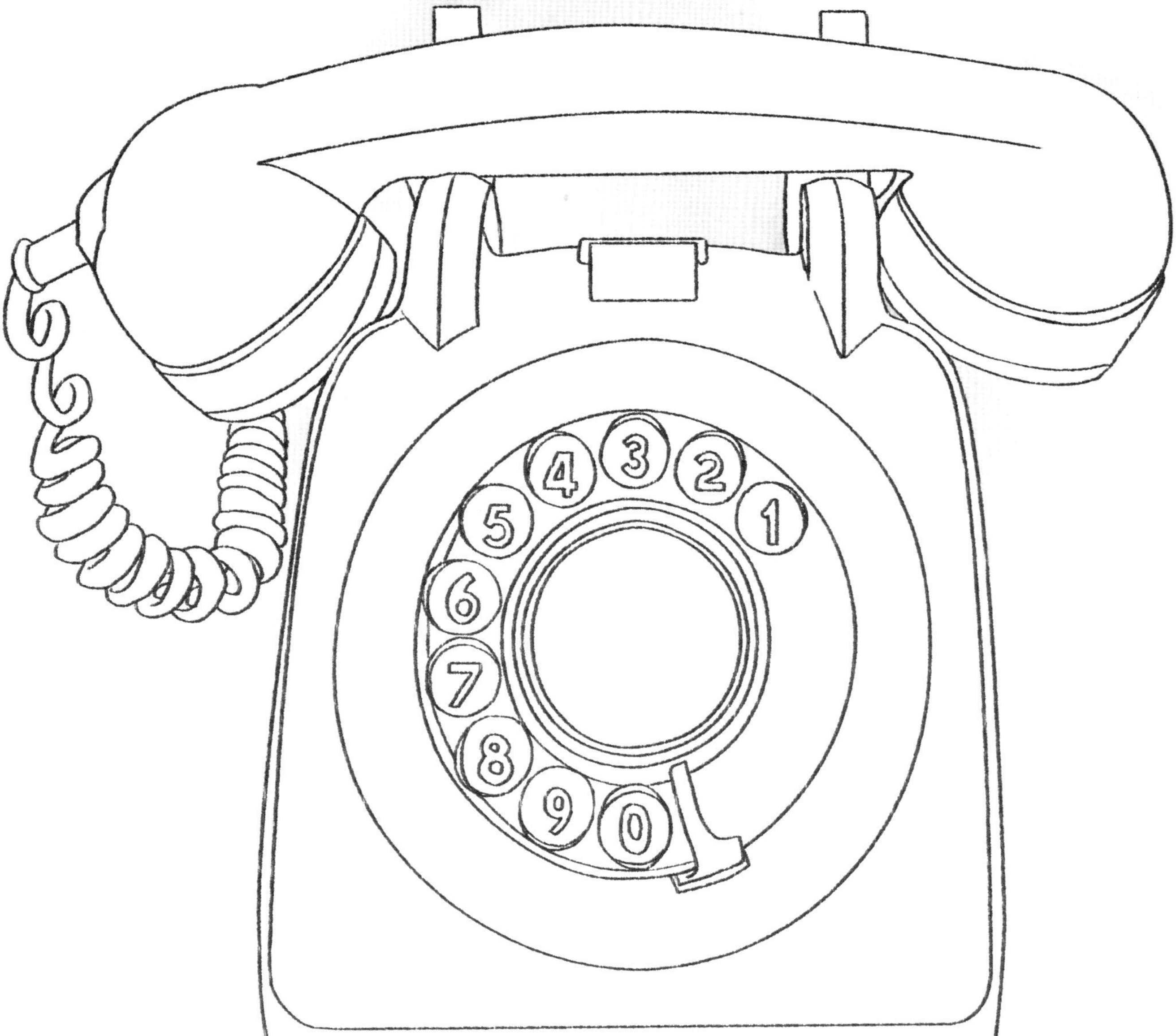

가장 최근에 전화한 사람은 누구인가요?

다양한 영상을 볼 수 있는 텔레비전

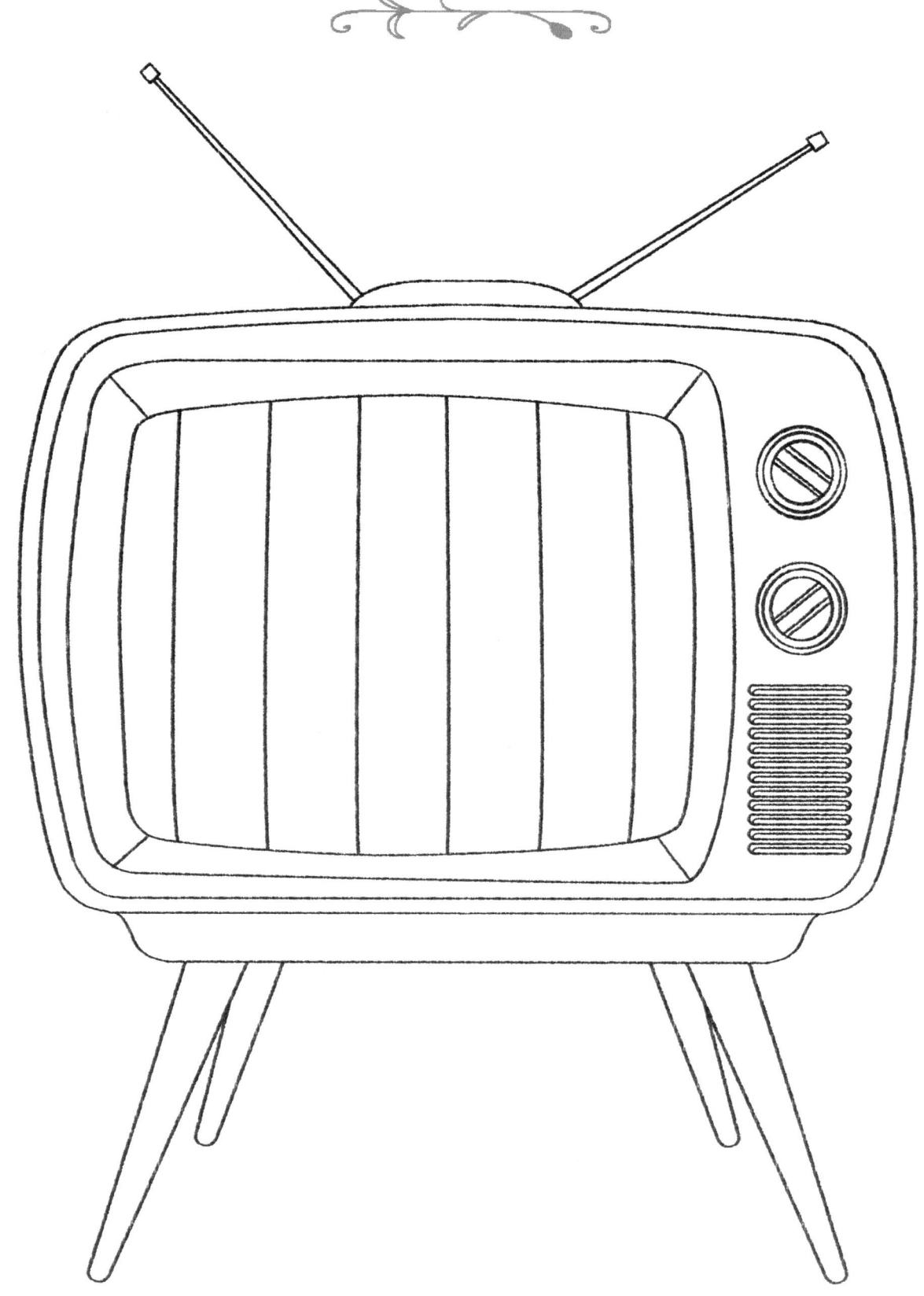

내가 요즘 즐겨 보는 텔레비전 방송은 무엇인가요?

노래를 들을 수 있던 축음기

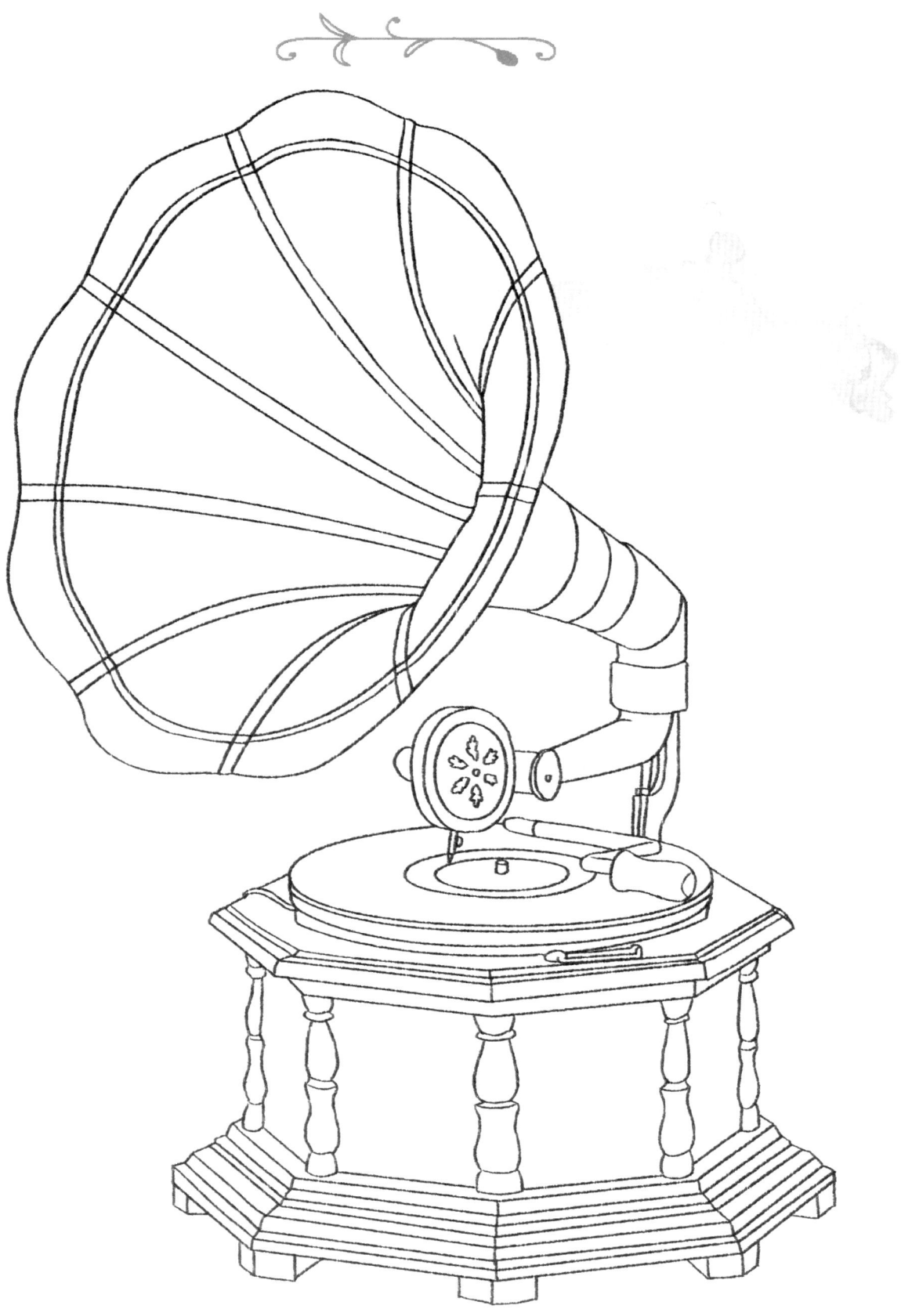

내가 좋아하는 노래는 무엇인가요?

추억을 남기는 사진기

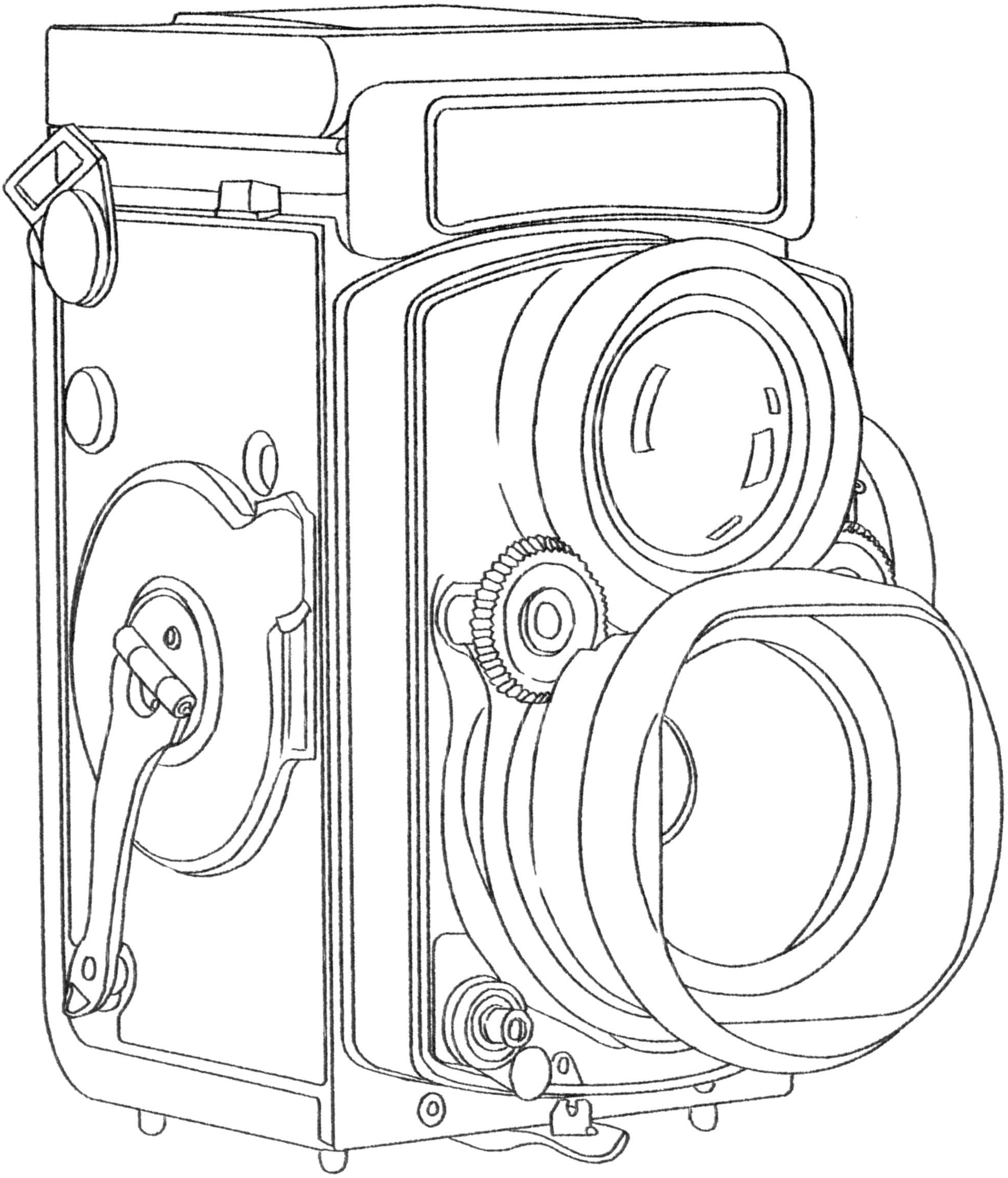

최근에 어디서 사진을 찍었나요?

바느질하는 기계, 재봉틀

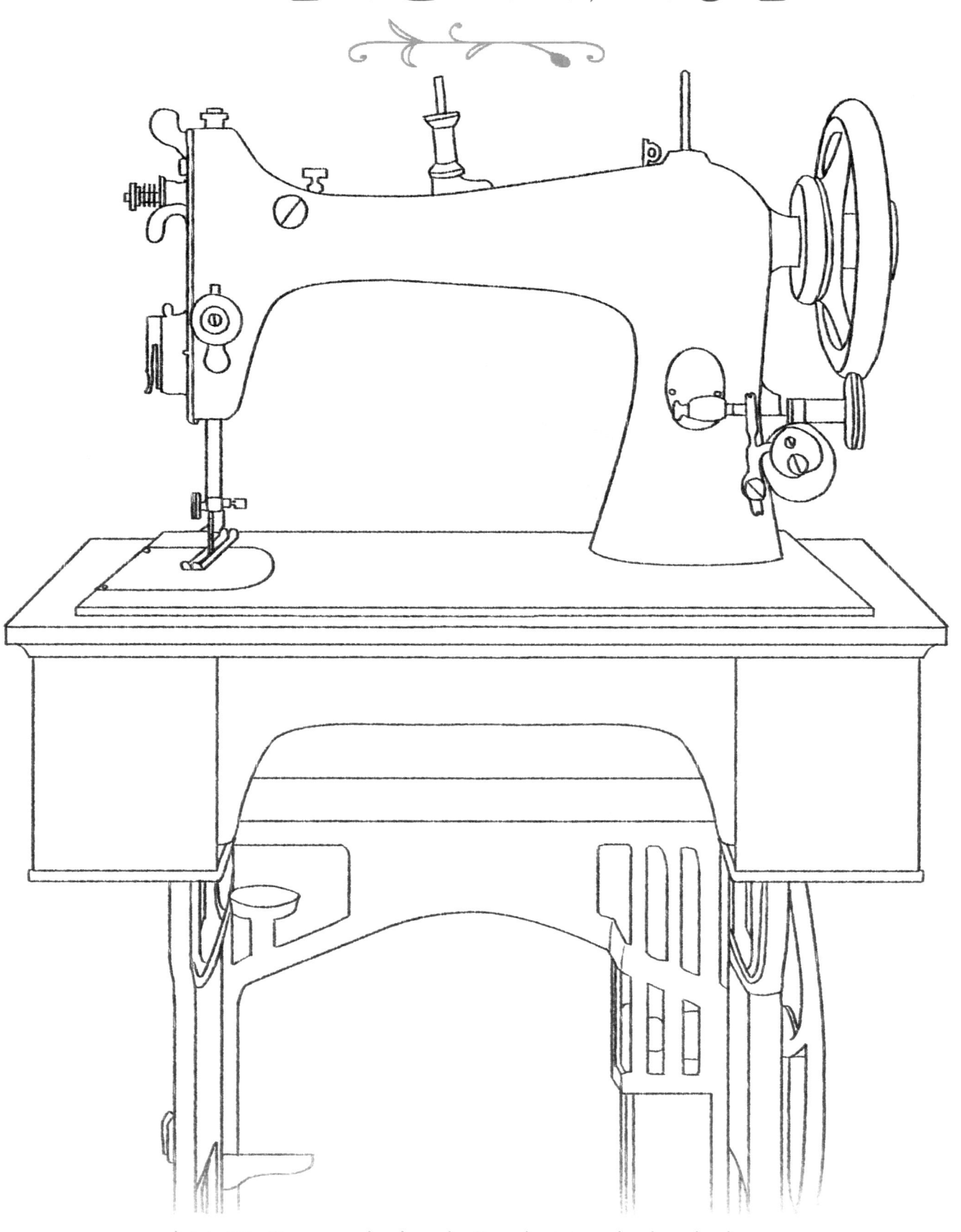

재봉틀을 보거나 사용해 본 적이 있나요?

롤러장의 롤러스케이트

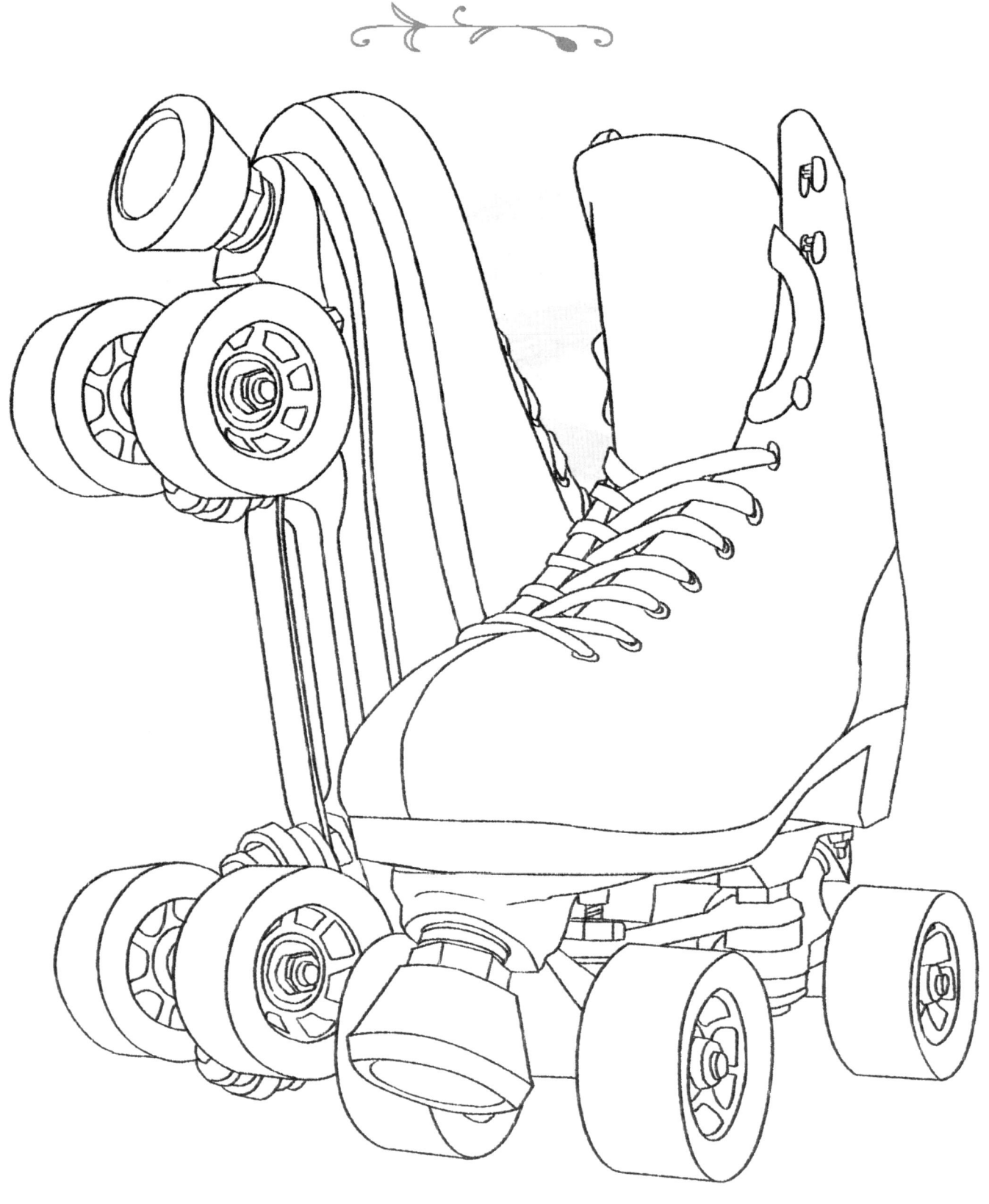

롤러스케이트를 타본 적이 있나요?

소리를 저장할 수 있는 카세트테이프

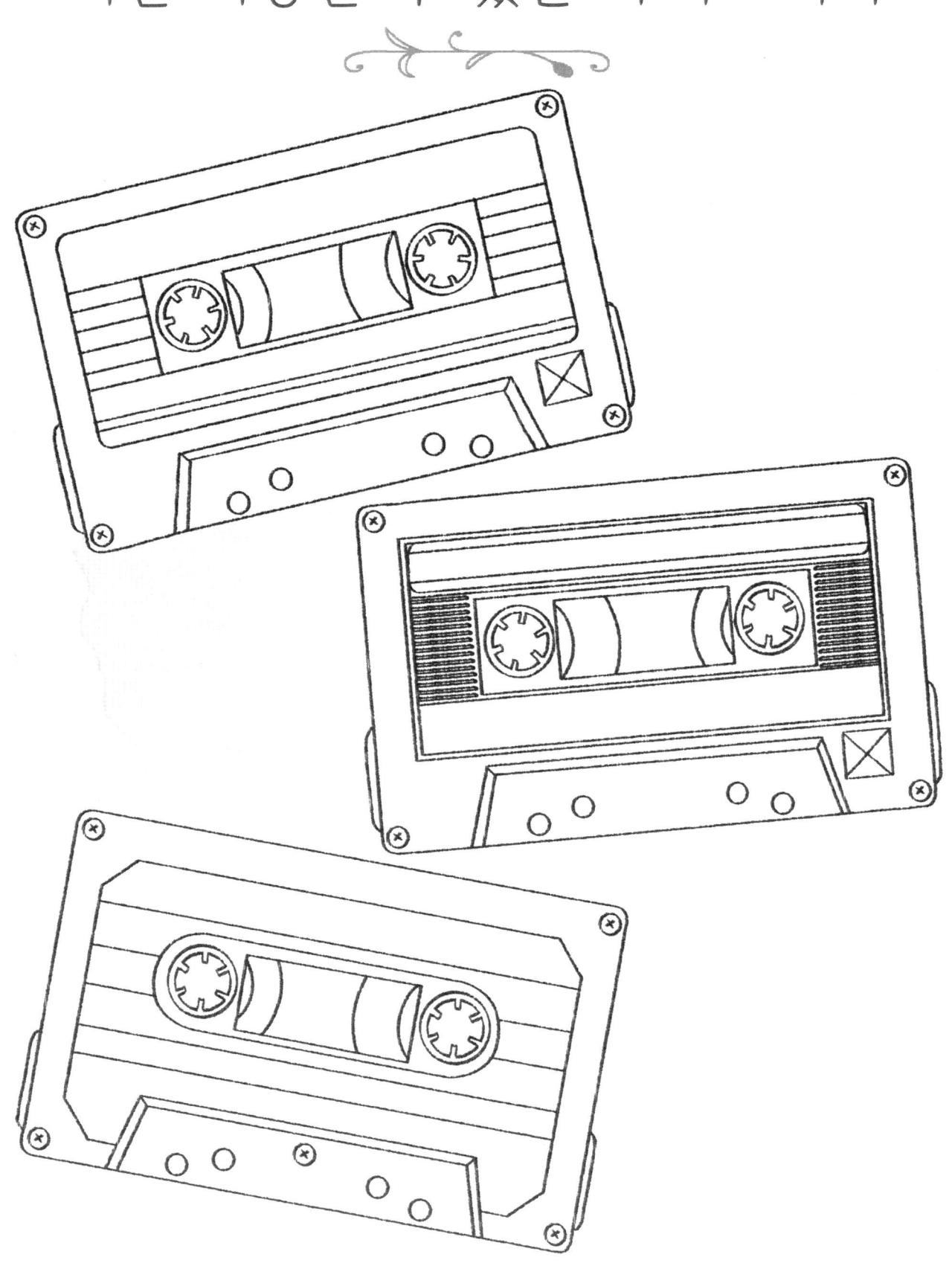

내가 자주 부르는 노래는 무엇인가요?

음성 방송을 들을 수 있는 라디오

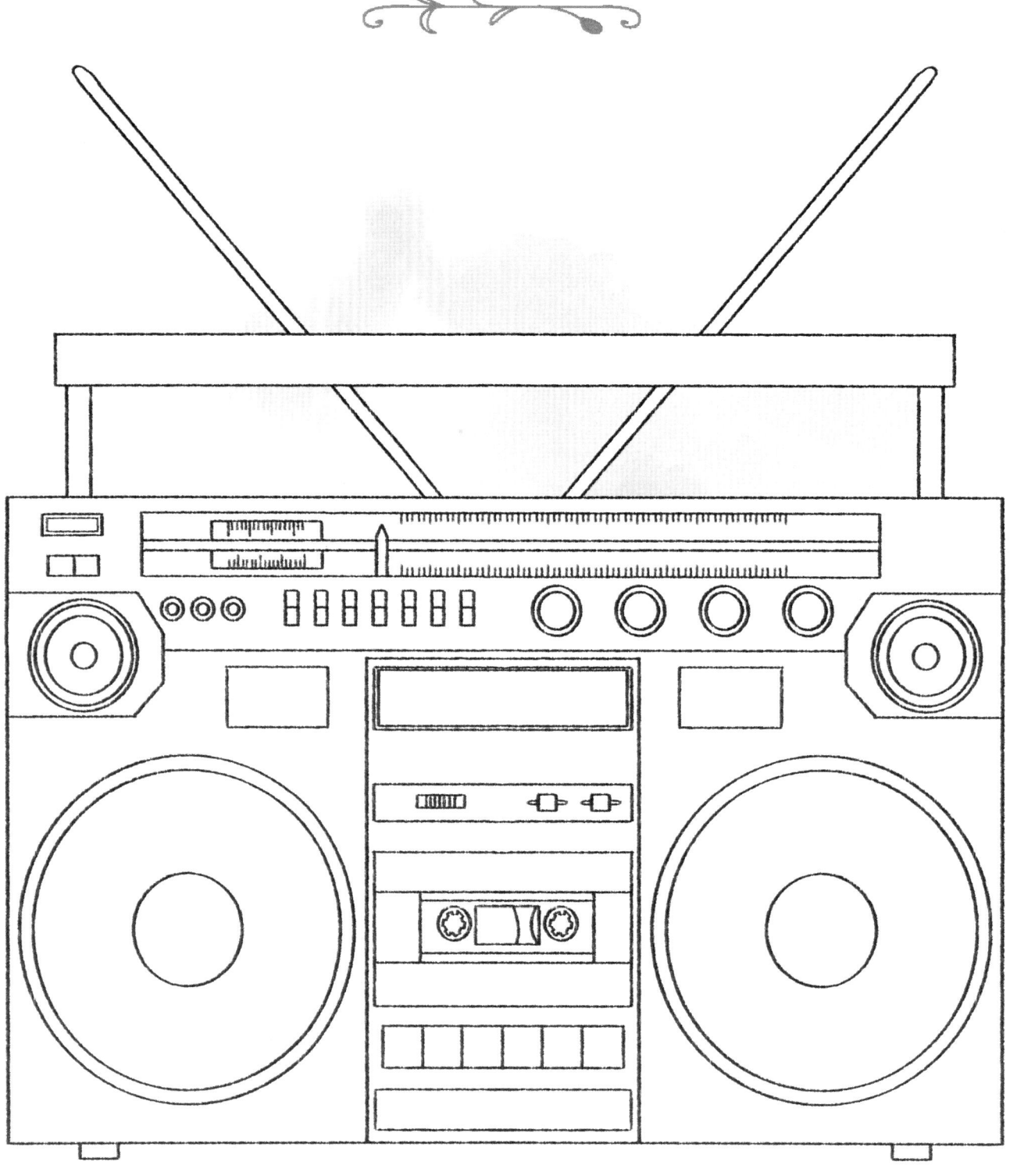

라디오로 방송을 들어본 적이 있나요?

뻐꾹뻐꾹, 뻐꾸기시계

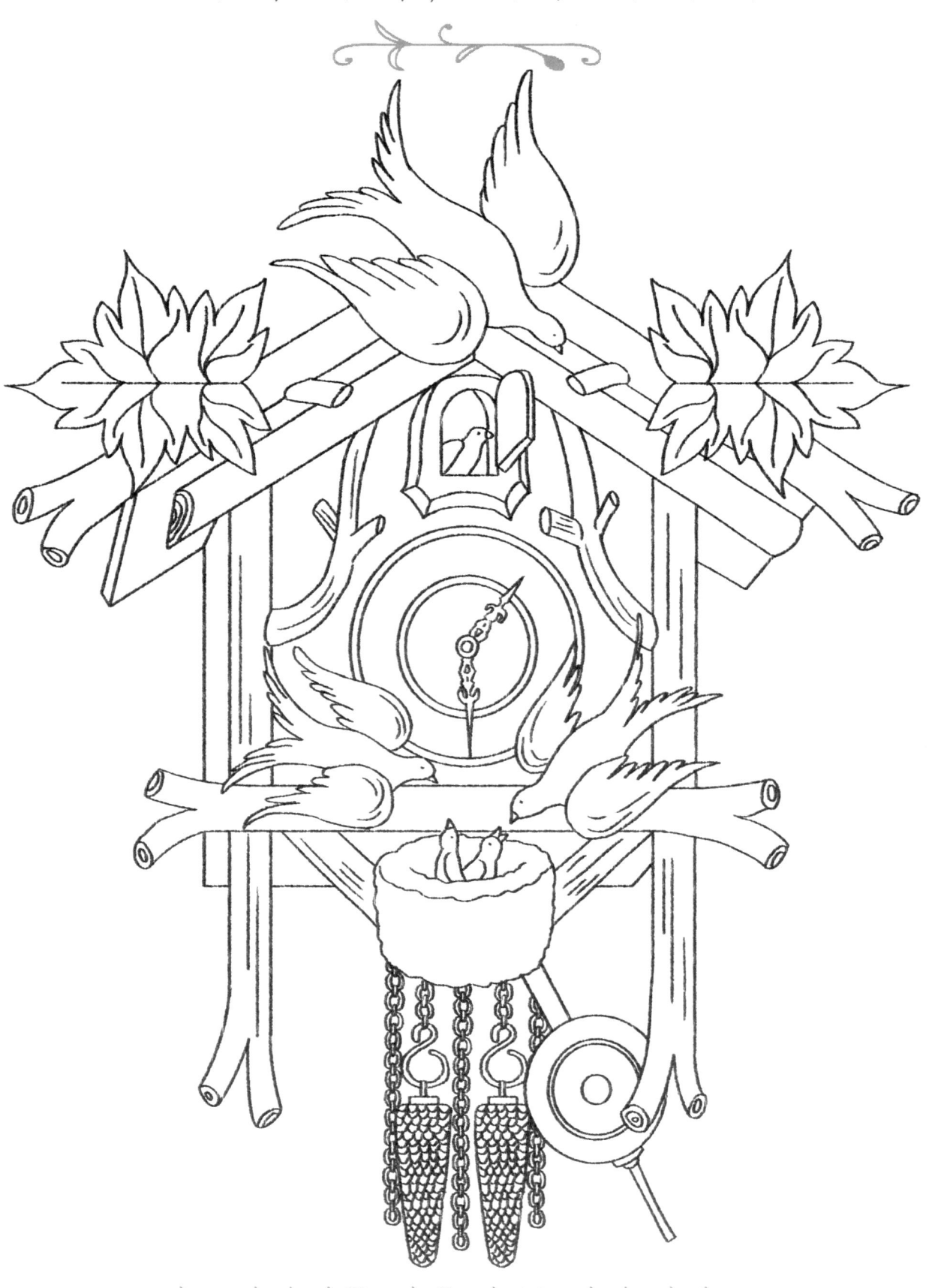

뻐꾸기시계를 사용해 본 적이 있나요?

불을 켜는 조명 도구, 석유램프

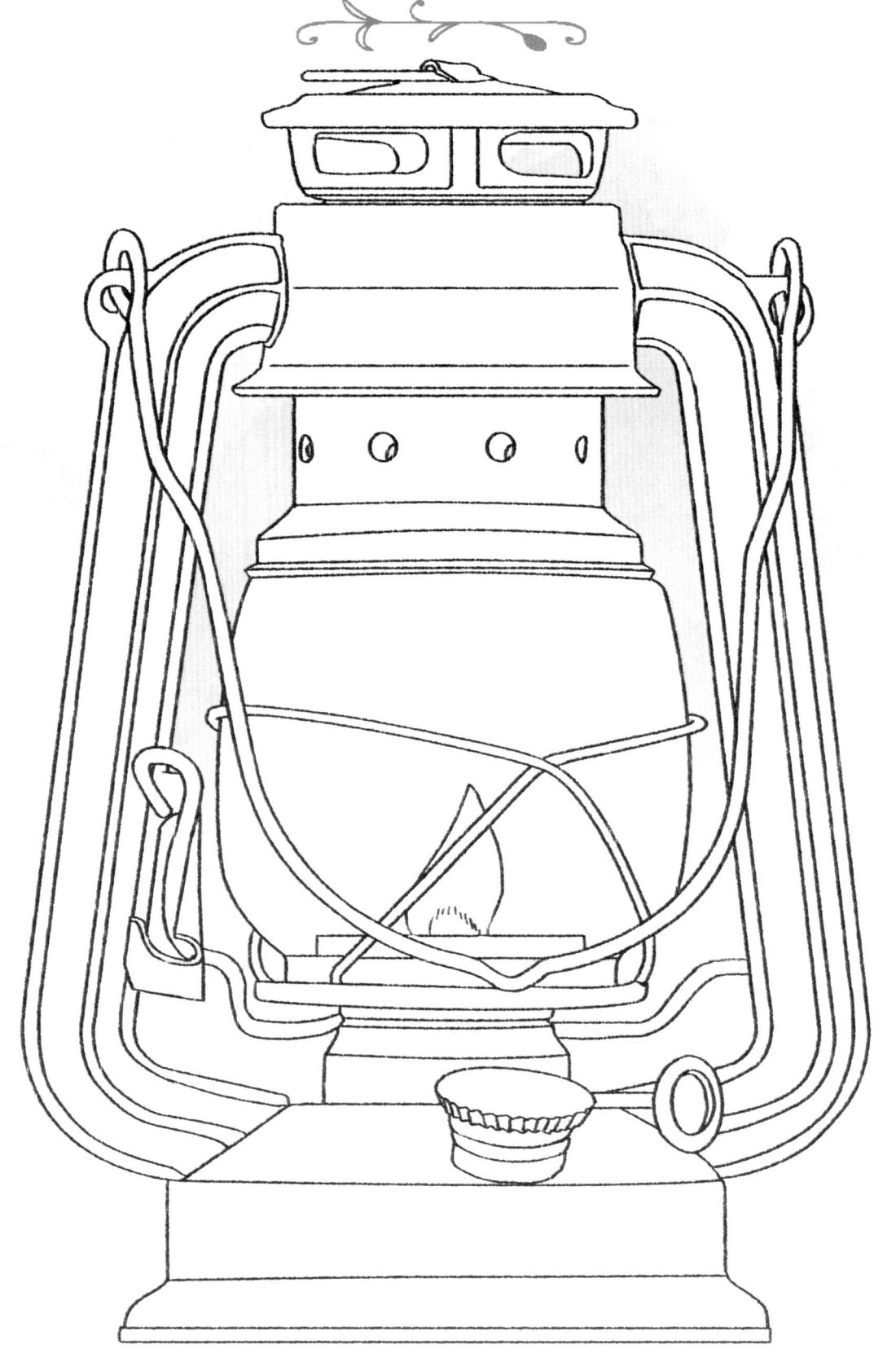

나는 불을 켤 때 어떤 도구를 사용하나요?

얼굴을 비출 수 있는 거울

거울 속에 내 모습을 그려보세요.

추억의 양은 도시락

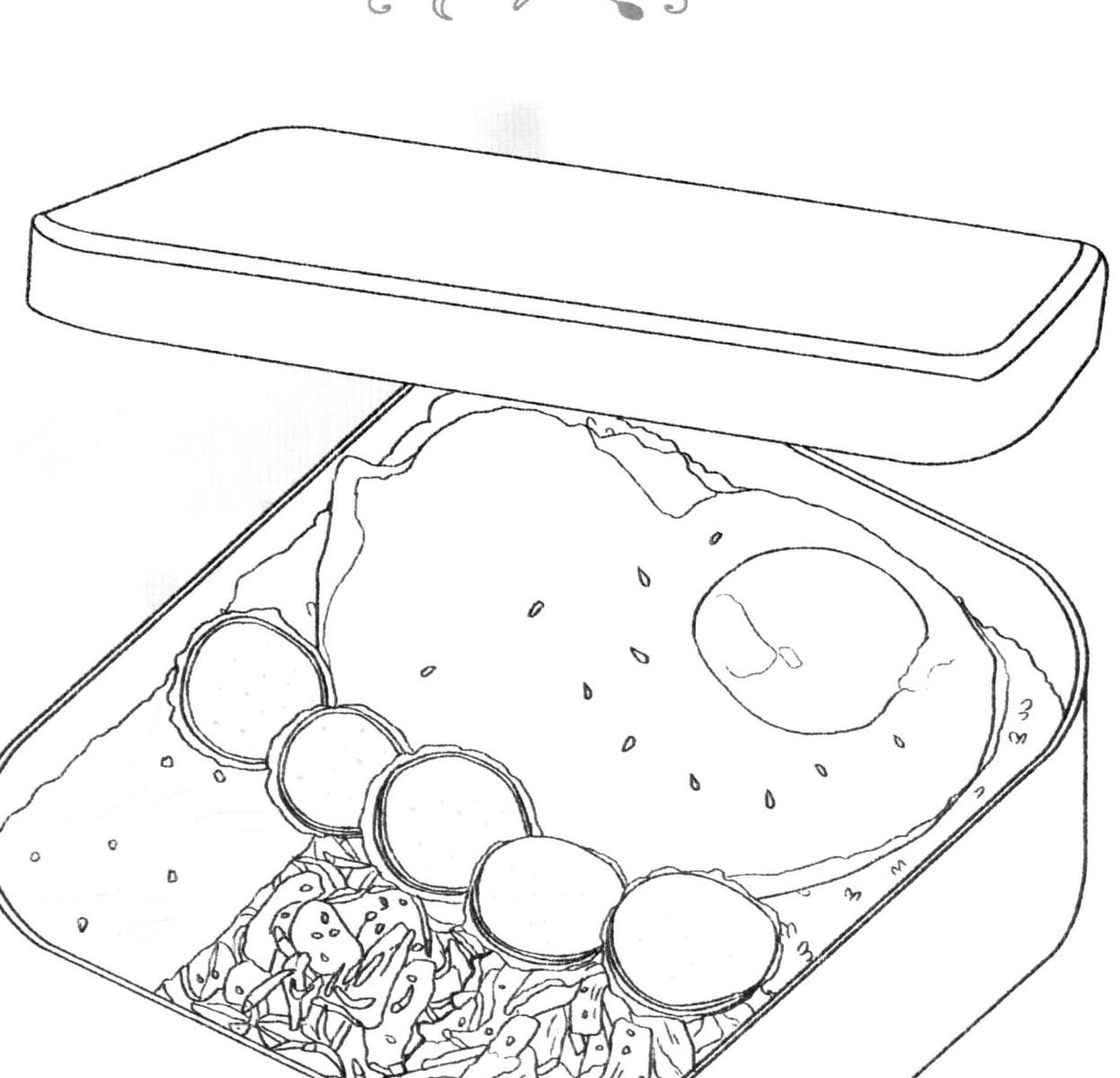

학창 시절에 어떤 도시락을 먹었는지 말씀해 보세요.

게임을 할 수 있는 전자오락기

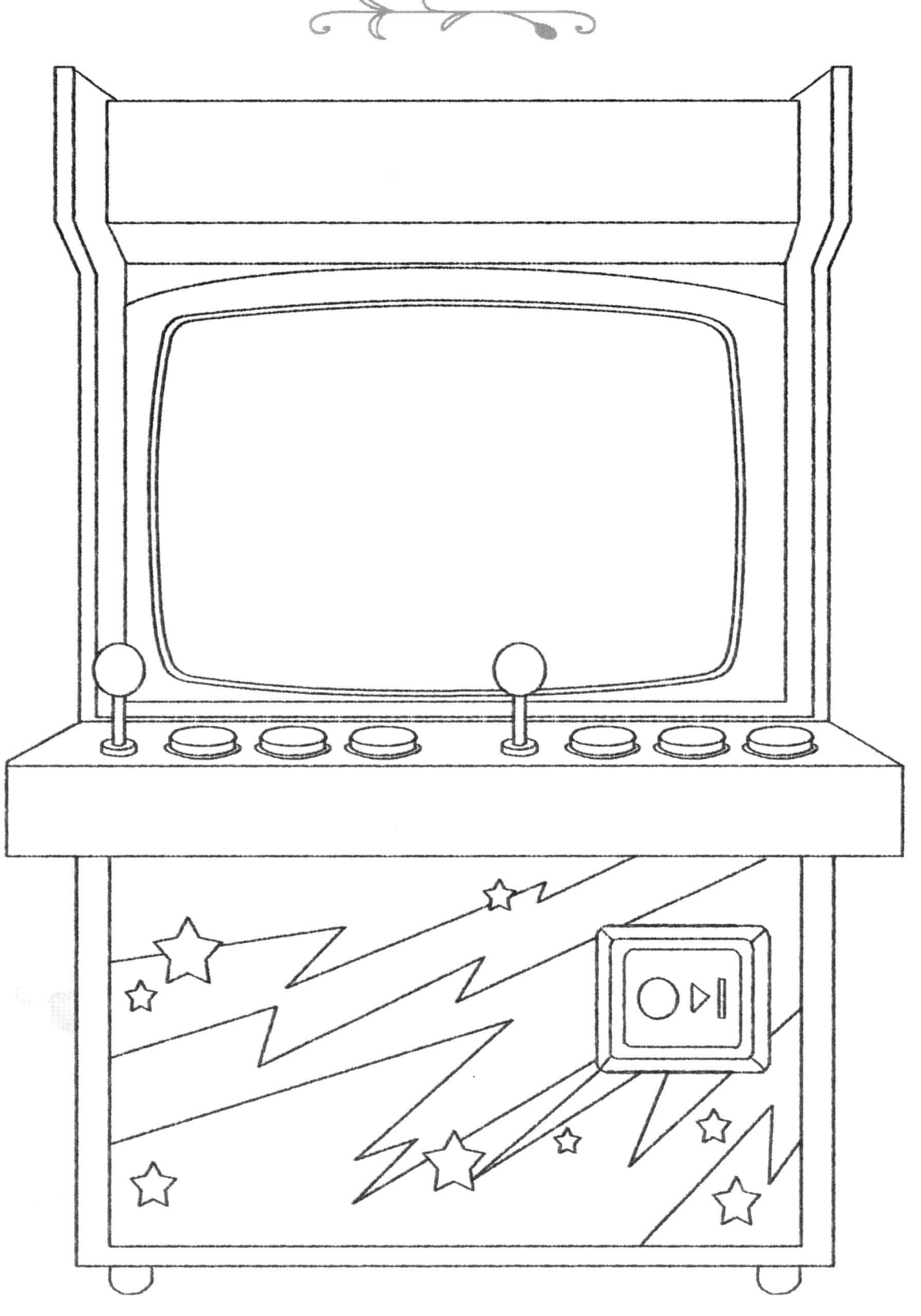

내가 좋아하는 여가 활동은 무엇인가요?

추억의 소리를 들려주는 통기타

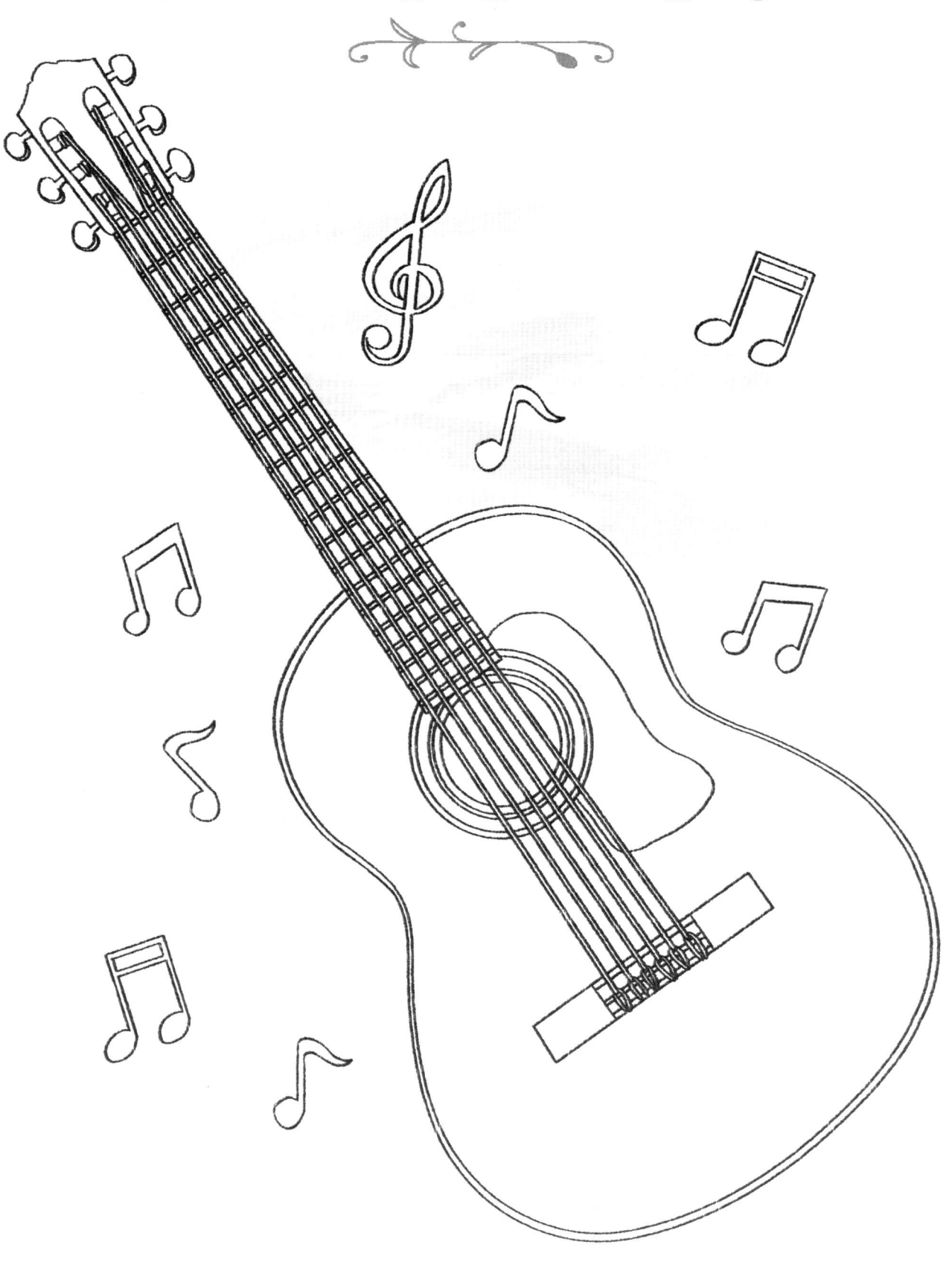

악기를 연주해 본 적이 있나요?

방을 밝혀주는 스탠드

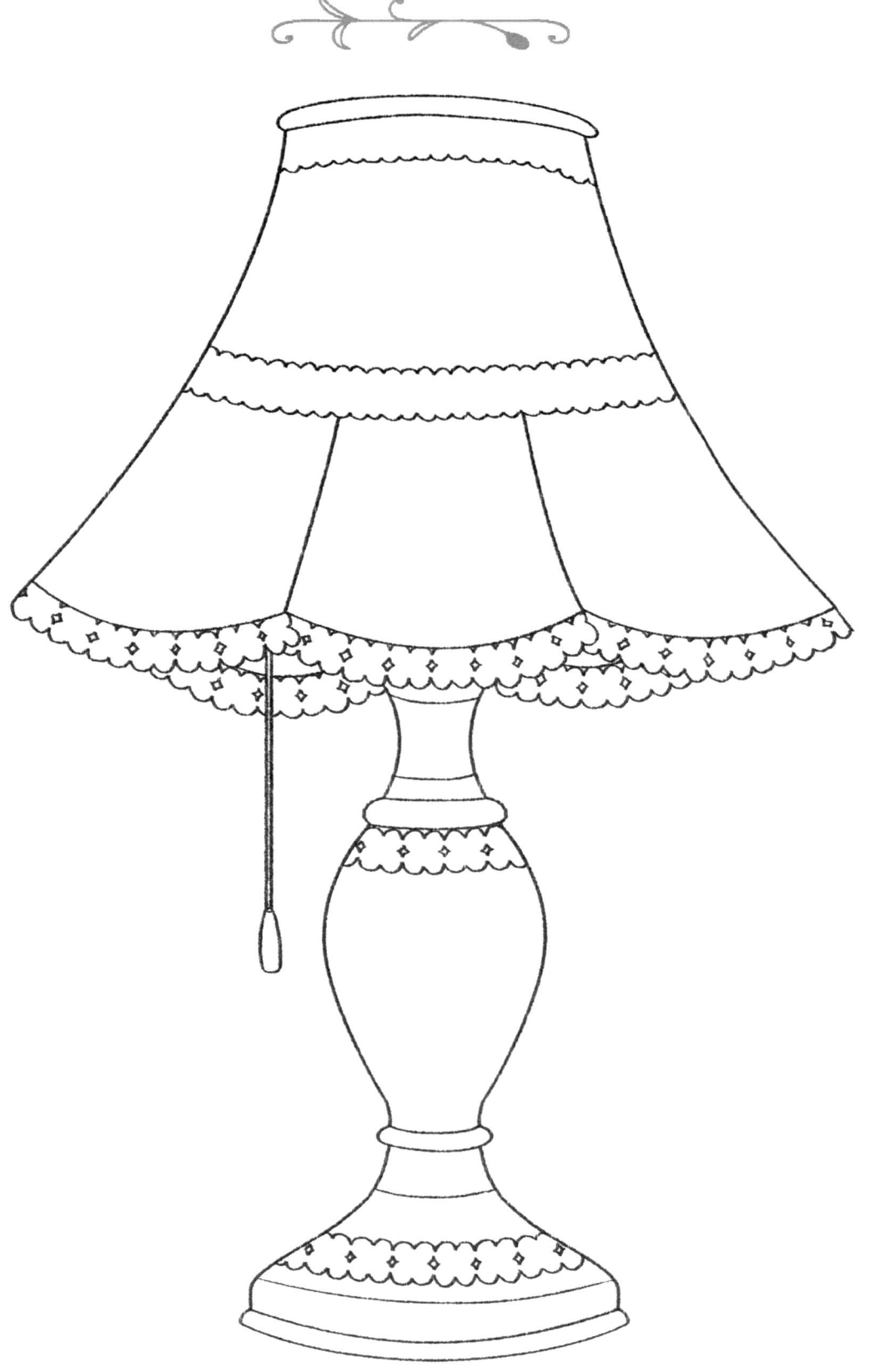

나는 자기 전에 주로 무슨 일을 하나요?

귀를 즐겁게 만드는 아코디언

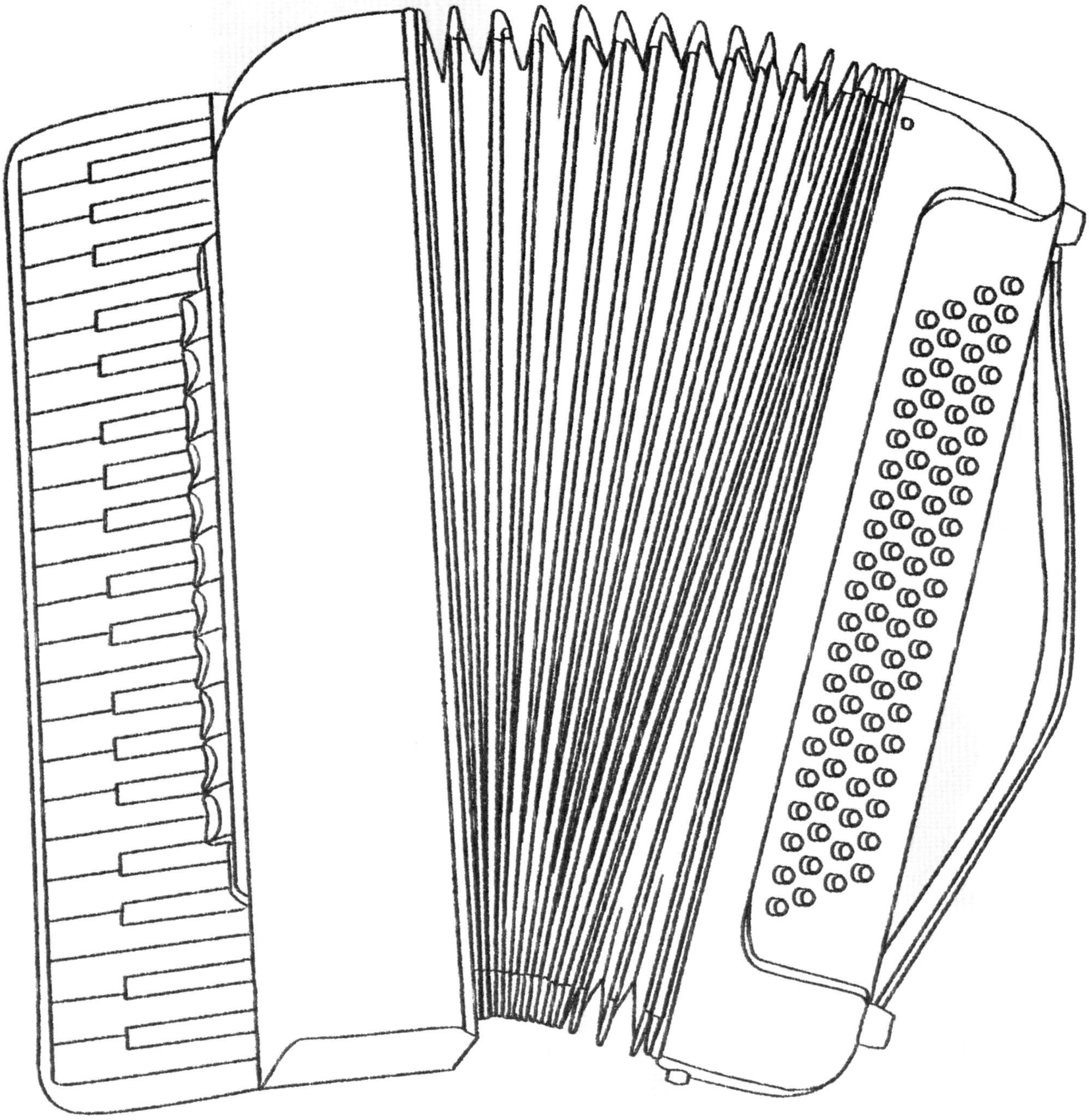

배워보고 싶은 악기가 있나요?

공공장소에 설치된 공중전화기

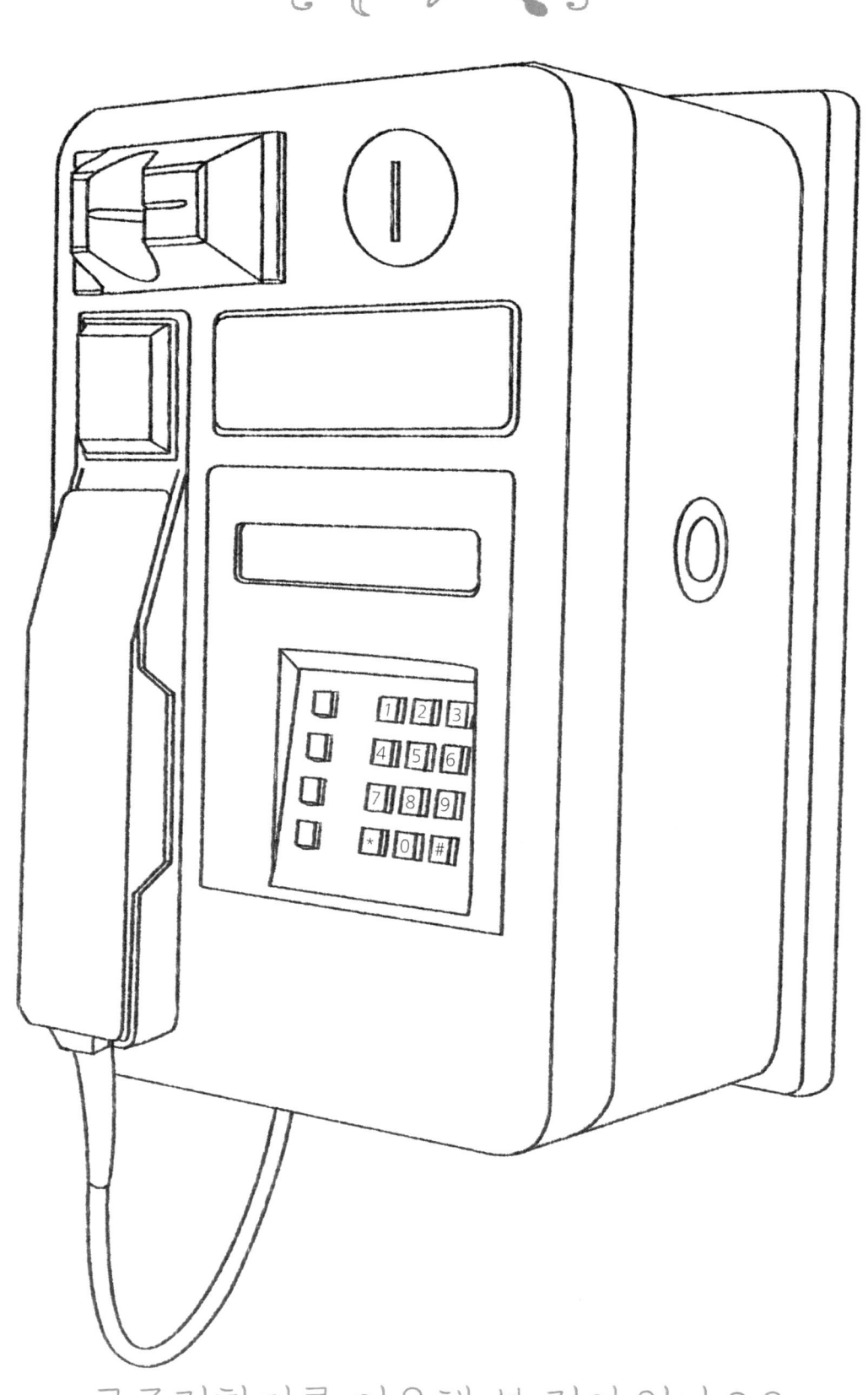

공중전화기를 이용해 본 적이 있나요?

음반을 돌리는 턴테이블

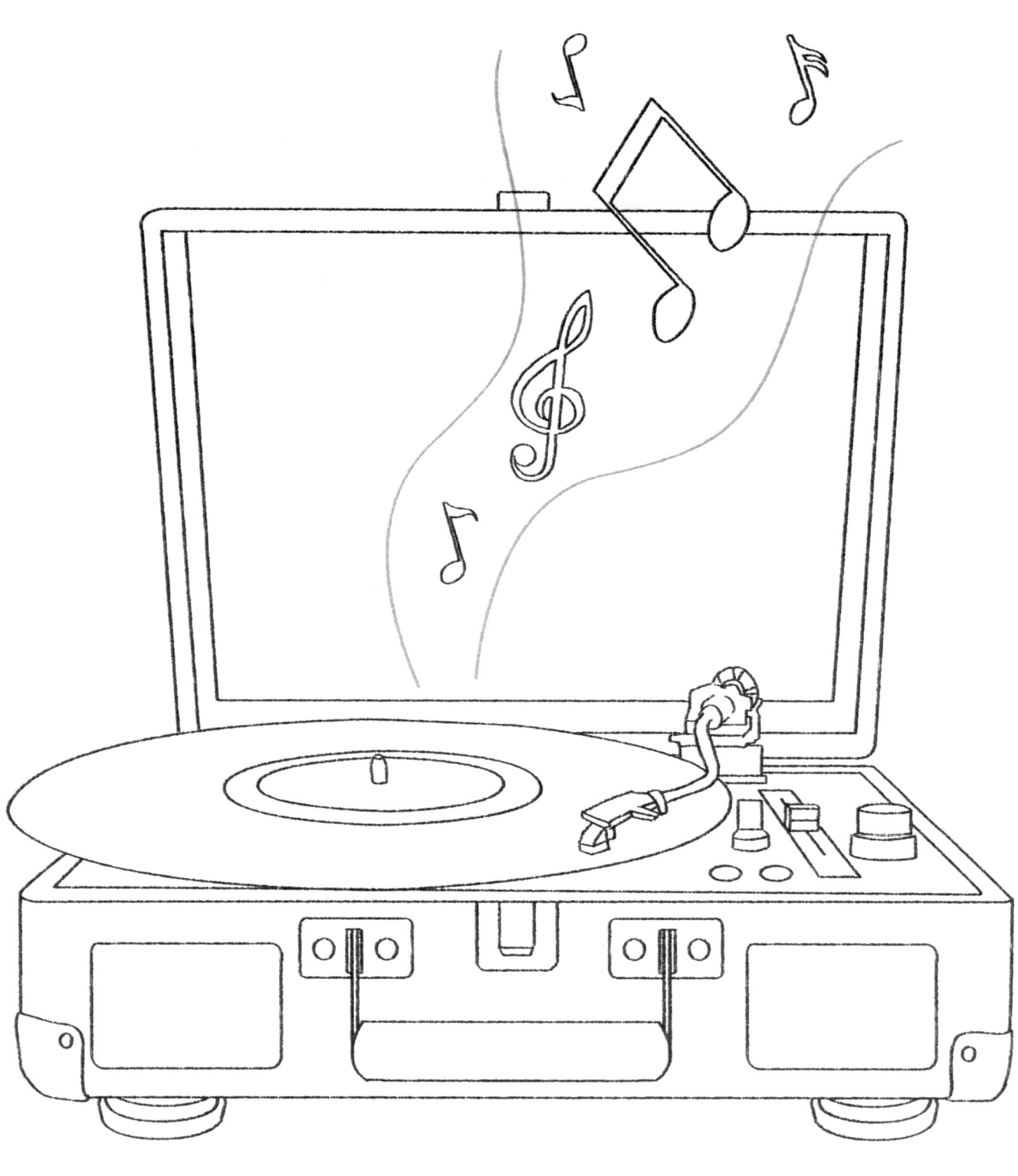

무언가를 모아 본 경험이 있나요?

다양한 종류의 우표

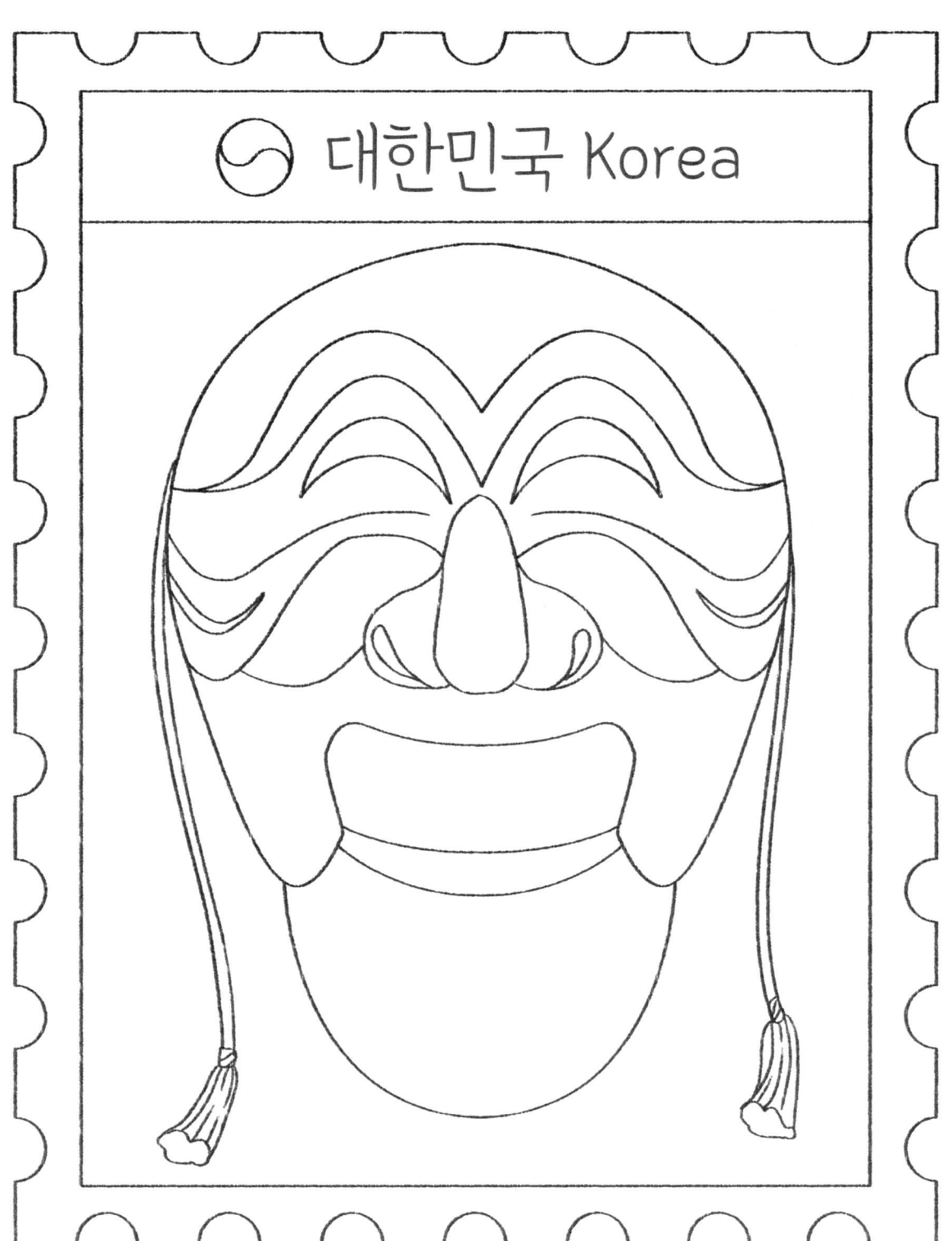

우표를 사용해 본 적이 있나요?

극장에 있던 영사기

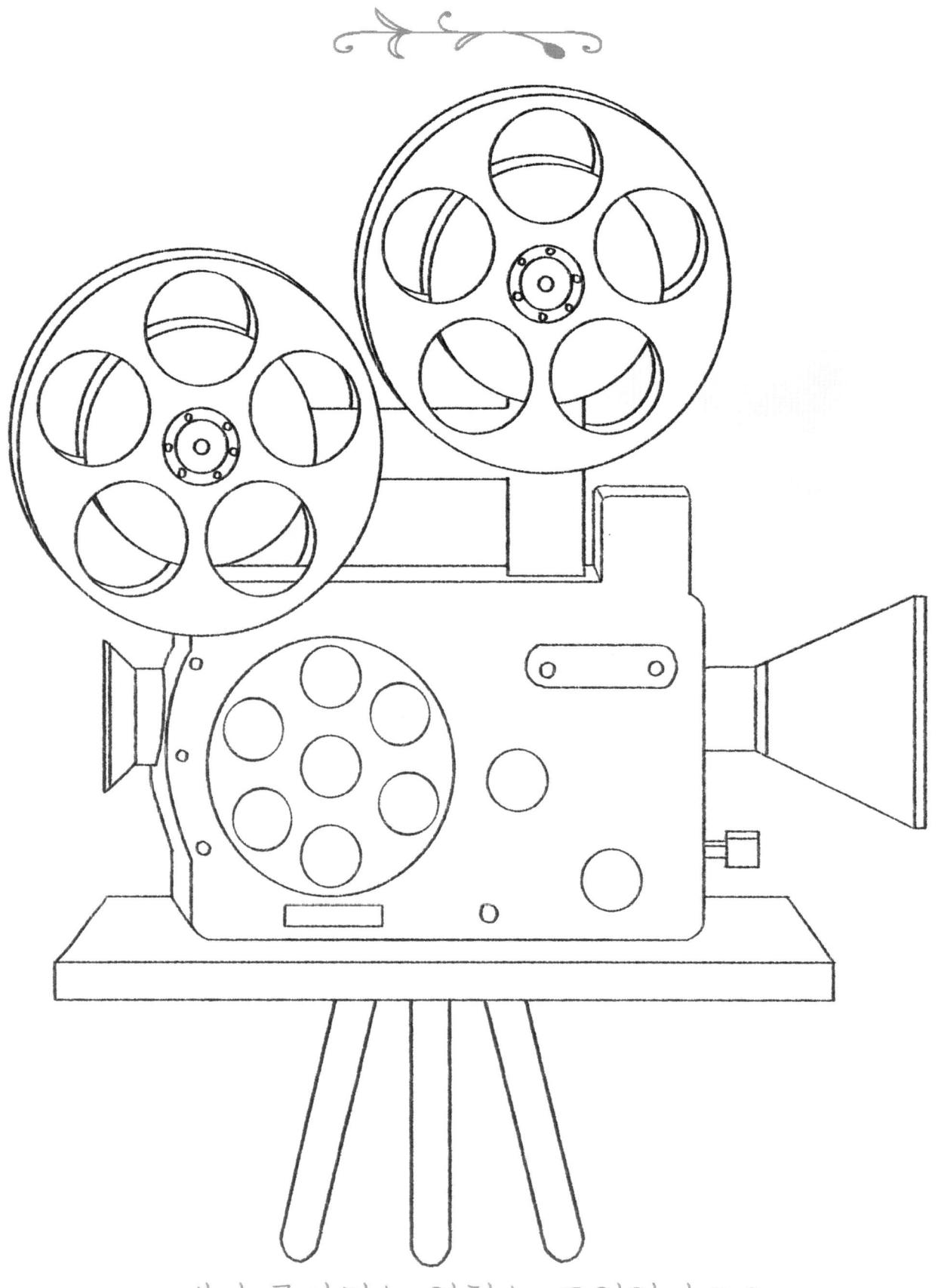

내가 좋아하는 영화는 무엇인가요?

학창 시절의 책가방

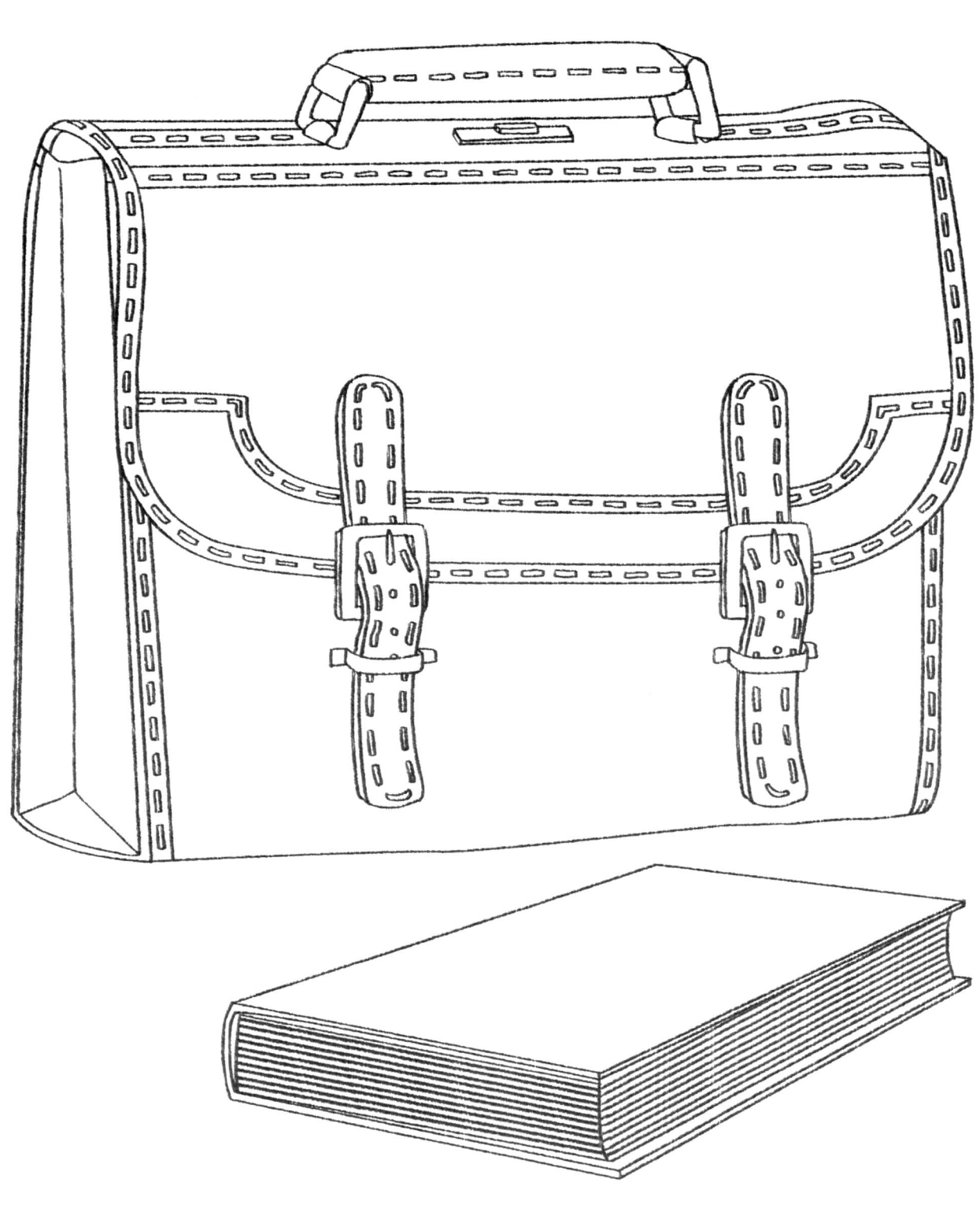

학창 시절에 어떤 물건을 들고 다녔나요?

아침을 알리는 자명종

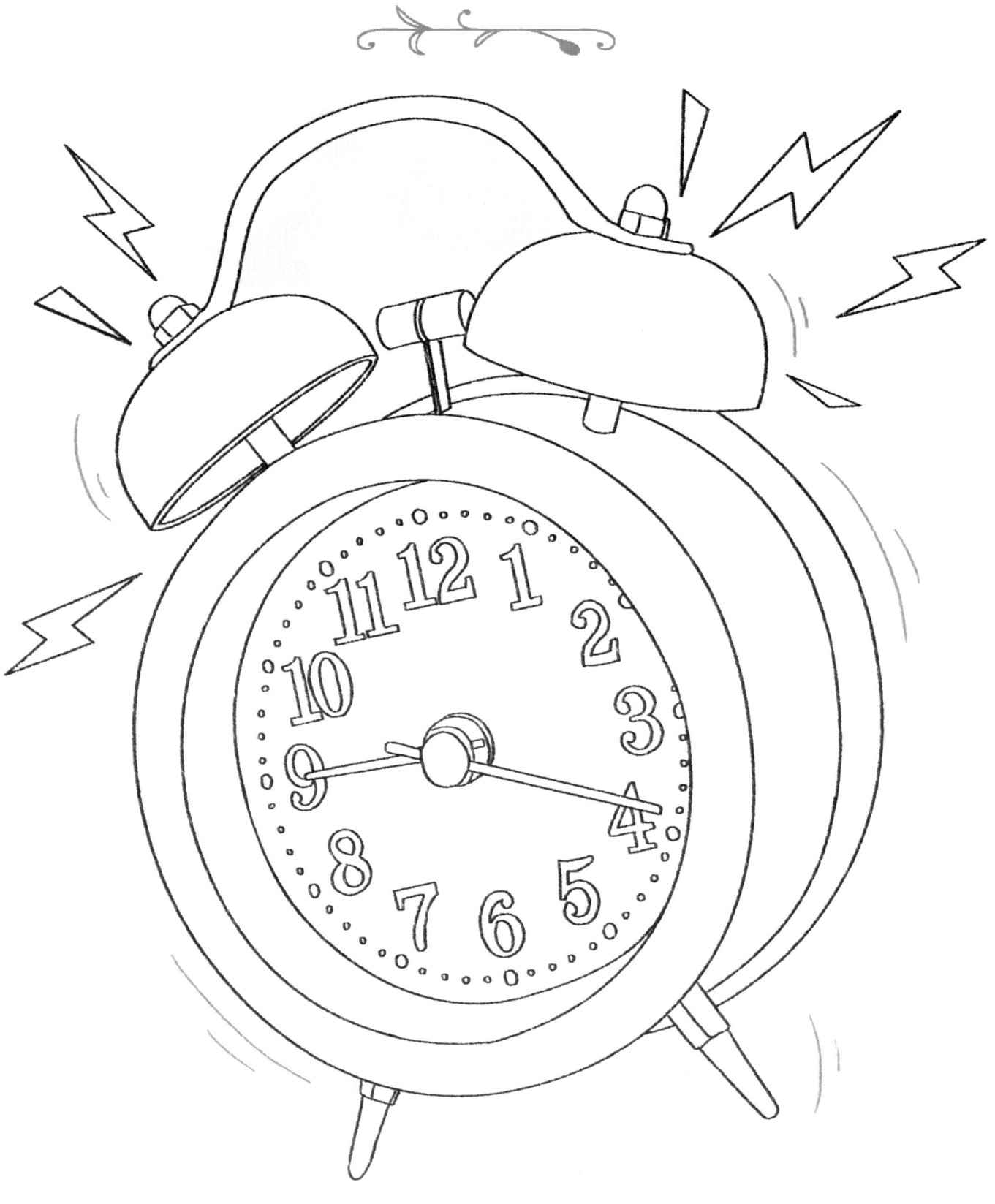

나는 주로 몇 시에 기상하나요?